OSTEOPOROSI?

NIENTE PANICO!

Francesca Cosmi

Alessandra Nicolosi

Con la collaborazione del Dott. Edoardo Rubattu

Prima edizione: 2016

ISBN : 978-1-326-77313-7

© 2016 1.Francesca Cosmi, 2.Alessandra Nicolosi, Udine

www.BESTest.it

info@bestest.it

Presentazione

"Come mai un professore di progettazione meccanica si mette a studiare l'osso? perché vuole prevenire le rotture, tutte!"

Credo che far resistere le strutture sia un desiderio innato negli ingegneri ed una costruzione complessa ed organizzata come quella dell'architettura interna dell'osso rende la sfida ancor più affascinante.

In un materiale così articolato, il calo della massa ossea non basta da solo per spiegare tutte le fratture osteoporotiche. Da questa considerazione è nato in me il desiderio di approfondire il problema della valutazione del rischio, studiando come la complessa struttura trabecolare influenzi la distribuzione delle forze all'interno dell'osso per migliorare la conoscenza della situazione specifica del paziente.

Francesca Cosmi

Indice

Capitolo 1: L'osteoporosi

- **I numeri dell'osteoporosi**

- **I dati del rischio**

Secondo la definizione del Istituto Nazionale di Sanità americano, National Institutes of Health (NIH), l'osteoporosi è una malattia in cui le ossa si indeboliscono e la probabilità di frattura aumenta.

L'incidenza dell'osteoporosi è in continua crescita con l'alzarsi della vita media della popolazione e provoca già più di 8,9 milioni di fratture ogni anno in tutto il mondo e più di un terzo delle fratture osteoporotiche si verificano in Europa.

I numeri dell'osteoporosi

- *In tutto il mondo, l'osteoporosi provoca una frattura osteoporotica ogni 3 secondi.*
- *Si calcola che, nel mondo, circa 200 milioni di persone siano affette da osteoporosi, numero che tenderà inevitabilmente ad aumentare in modo significativo nei prossimi decenni, data la tendenza all'allungamento della vita media, il conseguente progressivo invecchiamento delle popolazioni e la mancanza di seri interventi di prevenzione.*
- *Più di 75 milioni di persone sono affette da osteoporosi in Europa, USA e Giappone.*
- *In Europa e USA si verificano più di 2.3 milioni di fratture da osteoporosi all'anno.*
- *Dai 1,6 milioni di fratture del 1990 in tutto il mondo, si stima un aumento progressivo dell'incidenza dell'osteoporosi fino a 6,3 milioni di fratture nel 2050.*
- *La metà fratture di femore attualmente si verifica in Europa, Nordamerica e Oceania, ed un quarto in Asia e America Latina, ma l'Asia è il continente con la più*

drammatica previsione di aumento di fratture di femore per i prossimi decenni.

- *Una frattura del femore provoca una notevole riduzione dell'indipendenza in circa il 50% delle persone anziane, ed il decesso nei 12 mesi successivi alla frattura nel 30%.*

- *Attualmente i costi per le fratture da osteoporosi si aggirano intorno ai 3,5 miliardi di euro in Europa ed intorno ai 500 milioni di euro in Italia, calcolando le sole spese di degenza ospedaliera.*

- *27 miliardi di dollari: il costo annuale per trattare 2,3 milioni di fratture da osteoporosi in Europa e negli Stati Uniti, esclusi i costi indiretti, come quelli per l'assistenza alle persone non più autosufficienti.*

- *Nel mondo, secondo stime recenti, dopo i 50 anni 1 donna su 3 e 1 uomo su 5, andrà incontro all'osteoporosi.*

- *Anche se una bassa densità minerale ossea è generalmente associata ad un aumento del rischio di frattura, la maggior parte delle fratture si verificano in persone a rischio moderato.*

Un anziano che si frattura un femore per osteoporosi deve essere operato entro 48 ore, rimanere allettato per almeno un mese e mezzo, fare terapia riabilitativa per un tempo variabile.

Senza contare che nel tempo di immobilità deve essere seguito da almeno 3 persone che o sono familiari o sono assistenti esterni pagati per farlo. Non bisogna poi sottovalutare gli esiti psicologici di una frattura così debilitante: l'anziano quando si vede immobilizzato a letto prova depressione, sensi di colpa nei confronti delle persone che lo devono assistere, irascibilità, inoltre l'osteoporosi avanza per l'allettamento, c'è il pericolo di formazione di piaghe...

Come se non bastasse, un terzo dei soggetti che hanno subito una frattura del femore muore entro un anno e circa il 50% presenta un'importante e persistente limitazione della propria autonomia funzionale nell'anno successivo alla frattura, che diventa permanente nel 20% dei casi.

I dati del rischio

- *30-40%: è il rischio di fratture da osteoporosi durante la vita di una donna, nel mondo.*
- *13%: è il rischio di fratture da osteoporosi durante la vita di un uomo, nel mondo.*
- *Per le donne il rischio di una frattura del femore è maggiore della somma dei rischi di tumore del seno, dell'utero e delle ovaie.*
- *Per gli uomini il rischio di una frattura del femore è maggiore del rischio di tumore della prostata.*

Le cadute rappresentano un ulteriore fattore di rischio. Molte persone anziane sono a rischio di caduta a causa di una coordinazione ridotta, di problemi di vista, della debolezza muscolare e dell'uso di ipnotici o di altri farmaci che possono alterare le sensazioni e indurre confusione. Anche se questi dati possono preoccupare, esistono strategie legate allo stile di vita e diverse terapie efficaci per arrestare la progressione dell'osteoporosi e diminuire il rischio di frattura per questa malattia silente ma in crescita nella popolazione. Dal momento in cui si ha una diagnosi di osteoporosi, a seconda della gravità e dello stato progresso, la terapia si basa sull'assunzione di vitamina D, sull'uso di farmaci che vanno ad agire sul rimodellamento osseo (la classe dei bifosfonati è quella più usata) e/o sostanze ad azione ormonale (Teriparatide, estrogeni e SERM solo per le donne). Va inoltre sempre tenuto presente che un normale rimodellamento osseo richiede necessariamente la giusta disponibilità di calcio.

Tutti questi farmaci possono agire in modo ottimale solo se il paziente assume regolarmente la quantità di calcio raccomandata per la sua età.

L'attuale metodica diagnostica di riferimento (gold-standard) per la diagnosi di osteoporosi è la densitometria o mineralometria ossea computerizzata (MOC). Anche se un basso valore di densità minerale ossea è ritenuto indice di un aumento del rischio di frattura, la maggior parte delle fratture si verifica in donne in post-menopausa e in uomini anziani che appaiono a rischio moderato. Infatti, da molti anni è noto che la capacità dell'osso di sopportare i carichi applicati dipende non solo dal contributo alla resistenza fornito dalla mineralizzazione ma anche dalla capacità strutturale, derivante dall'architettura trabecolare del tessuto mineralizzato. La stima della densità ossea da sola non è, quindi, da sola un parametro sufficiente per valutare la capacità di carico dell'osso e, pertanto, dovrebbe essere presa in considerazione anche la disposizione spaziale del tessuto trabecolare.

Da questa constatazione nasce la motivazione per lo sviluppo di metodi diagnostici innovativi dal costo contenuto, da affiancare alle metodologie consolidate.

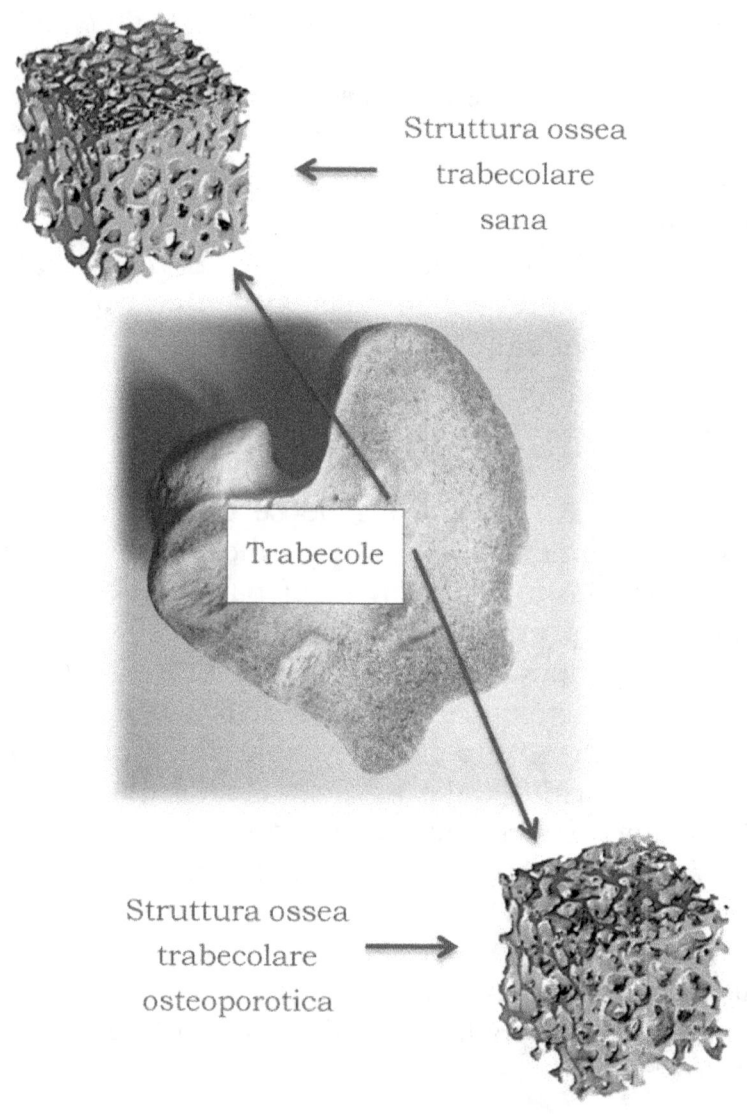

Struttura ossea
trabecolare
sana

Trabecole

Struttura ossea
trabecolare
osteoporotica

Capitolo 2: Osteoporosi e struttura dell'osso

- Le parti di un osso lungo

- I tipi di tessuto osseo

- Le funzioni meccaniche delle ossa

- Le funzioni di sintesi delle ossa

- Le funzioni metaboliche delle ossa

- Il rimodellamento osseo e la legge di Wolff

Guardiamo con attenzione un femore qualsiasi, ad esempio l'osso di una coscia di pollo o un di vitello, ma anche un omero o la falange di un dito, cioè quelle che sono chiamate "ossa lunghe" e osserviamone la struttura.

Le parti di un osso lungo

- *Diafisi*, *nella parte centrale, di forma allungata e cava all'interno.*
- *Epifisi*, *alle estremità, approssimativamente tondeggianti.*

diafisi

epifisi

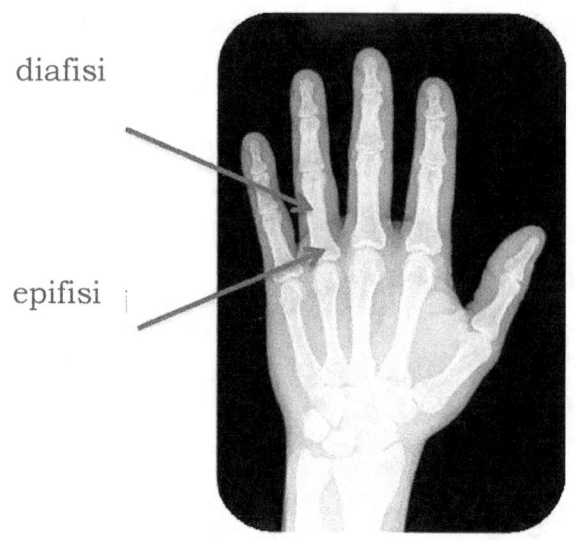

I tipi di tessuto osseo

- Osso compatto, abbastanza liscio e duro, forma la parte superficiale dell'osso e la diafasi e costituisce circa l'80% della massa scheletrica, conferendone la rigidità necessaria.
- Osso trabecolare o spugnoso, all'interno delle epifisi, caratterizzato da una struttura complicata, simile a quella di una spugna o di un sistema di aste e piastre, in grado di rendere le ossa più leggere e, in condizioni di salute, elastiche e meno fragili.
- Midollo osseo, contenuto nelle cavità di osso compatto e trabecolare.

Pensando alle ossa, si resta colpiti dalla loro capacità di svolgere un gran numero di compiti essenziali.

Le funzioni meccaniche delle ossa

- Sostengono i tessuti molli del corpo.
- Ci consentono di muoverci.
- Proteggono organi interni importanti come il cervello.
- Trasmettono il suono nell'orecchio.

Le funzioni di sintesi delle ossa

- Nel midollo osseo le cellule staminali generano i globuli, rossi e bianchi.

Le funzioni metaboliche delle ossa

- Sono in grado di riequilibrare le variazioni di acidità del sangue assorbendo o rilasciando sali minerali e ioni.

- *Possono, al bisogno, assorbire metalli pesanti e altri elementi estranei.*
- *Regolano i fattori di crescita in grado di iniziare e regolare il processo di guarigione in caso di frattura.*
- *Controllano il metabolismo del fosforo la sensibilità all'insulina e la crescita del tessuto adiposo.*
- *Fungono da deposito di elementi fondamentali per la vita quali acidi grassi e sali minerali (soprattutto di calcio e di fosforo).*
- *Mantengono costante la concentrazione sanguigna di questi elementi, che in questo modo vengano liberati localmente al bisogno.*

Riflettendo sui processi che regolano tutte queste funzioni, ci accorgiamo che sbagliamo quando pensiamo all'osso come ad una struttura rigida di semplice sostegno meccanico: in ogni istante della nostra vita le cellule del nostro scheletro sono soggette a un continuo processo di scambio e rinnovamento, un po' come un deposito di ricambi in cui costantemente arrivano pezzi che continuamente ripartono verso le loro destinazioni.

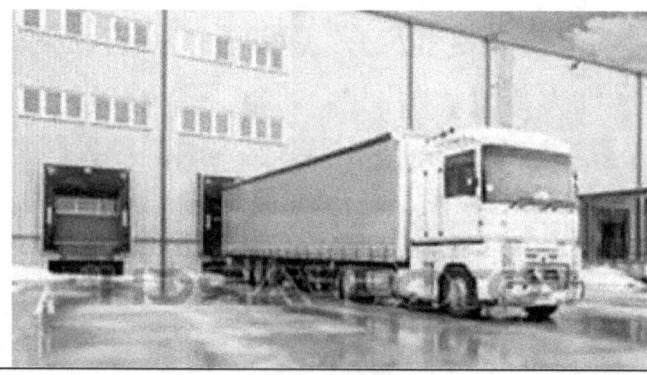

Come in un magazzino ben gestito, nell'osso normale, in assenza di patologie, il rimodellamento, cioè il processo che regola formazione e riassorbimento, è un meccanismo che opera mantenendo il bilancio tra entrate e uscite in perfetto equilibrio.

Il riassorbimento osseo

Le principali manifestazioni cliniche dell'osteoporosi sono le fratture ossee, che causano dolore cronico. Quando la quota netta di riassorbimento osseo supera quella di formazione si ha a una diminuzione della massa ossea, che è una delle cause di osteoporosi.

Il supporto meccanico dello scheletro può impoverirsi fino a scendere al di sotto del limite di resistenza e il paziente può andare incontro a una frattura senza aver subito il minimo trauma, o a seguito di un trauma minore.

La quantità di calcio e degli altri minerali (fosforo, fluoro, magnesio) può essere misurata con la densitometria, che è attualmente la metodica di riferimento nella diagnosi di osteoporosi. La densitometria (MOC) fornisce quindi una misura della quantità di minerali nell'osso.

Il rimodellamento osseo e la legge di Wolff

Non tutti i pazienti che hanno una bassa densità ossea vanno però incontro a fratture.

Julius Wolff, chirurgo ortopedico tedesco (1836–1902), osservò fin dal diciannovesimo secolo che i cambiamenti funzionali o morfologici delle ossa determinano alterazioni della struttura e modificazioni della conformazione delle ossa.

In generale la distribuzione delle trabecole, che costituiscono la struttura interna dell'osso, dipende dalle *linee di carico* cioè dalla direzione delle forze che in ogni momento le ossa si trovano a sopportare, a causa del nostro peso, delle nostre attività, dei nostri movimenti, volontari e involontari.

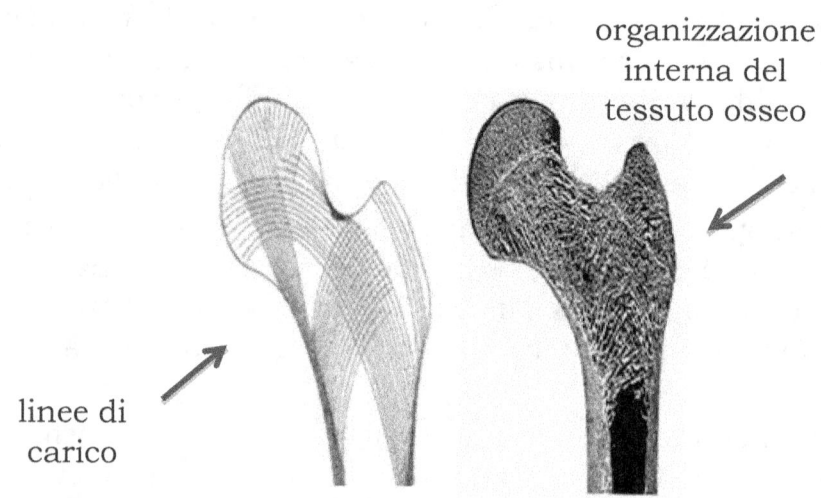

organizzazione
interna del
tessuto osseo

linee di
carico

Quando per un qualsiasi motivo, fisiologico o patologico, la direzione delle forze si modifica, l'orientamento delle trabecole inizia subito un processo di allineamento con le nuove sollecitazioni.

Il rimodellamento osseo è proprio questo processo continuo con cui le ossa si adattano alle diverse fasi della vita e alle diverse esigenze ed è il secondo meccanismo di fondamentale importanza al fine di evitare le fratture osteoporotiche nelle persone adulte e anziane.

Questa capacità di rimodellamento dell'osso, con le trabecole capaci di ottimizzare la propria struttura e di modificarla al bisogno è il meccanismo che permette all'osso di essere allo stesso tempo solido, elastico e resistente al carico.

L'osso trabecolare, con la sua struttura complessa, leggera e resistente al tempo stesso, è la componente metabolica più attiva nei processi di rimodellamento osseo e, nonostante costituisca solo il 20% dello scheletro, rappresenta l'altro elemento fondamentale della resistenza scheletrica, quello condizionato dalla qualità della struttura dell'osso.

Perché la misura della densità non basta, ma occorre valutare anche la qualità della struttura ossea? Pensiamo ala torre Eiffel, con la sua architettura intricata che ricorda quella delle trabecole.

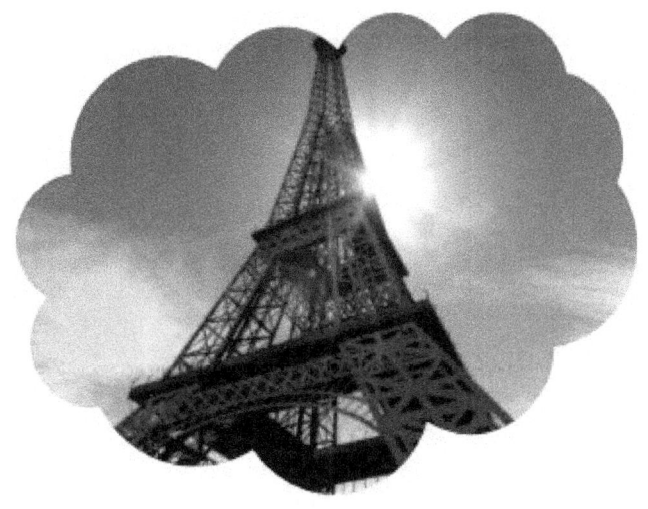

Se potessimo smontare le travi che la compongono e le rimontassimo poi a casaccio...otterremmo una struttura che ha la stessa densità dell'originale ma che non potrebbe mai stare in piedi!

Per lo stesso motivo, persone che hanno risultati di densità uguali possono avere un rischio di frattura diverso.

La prevenzione è importante ed il BESTest®, il nuovo esame che misura la capacità di reggere i carichi della struttura ossea, è un esame eseguibile in pochi secondi, utile per combattere l'osteoporosi attraverso una conoscenza migliore della situazione specifica della situazione dei soggetti a rischio con un esame rapido, semplice e di costo contenuto.

Capitolo 3: Osteoporosi e diagnosi

- Le tecnologie per la diagnosi dell'osteoporosi

- I criteri usuali di diagnosi dell'osteoporosi

- Qualità dell'osso e diagnosi dell'osteoporosi

Con il progressivo aumentare dell'aspettativa di vita, l'osteoporosi può considerarsi a tutti gli effetti una delle più diffuse patologie del terzo millennio. Sulla base di criteri diagnostici dell'Organizzazione Mondiale della Sanità, è possibile affermare che circa una donna su quattro e un uomo su cinque di età superiore ai 50 anni devono considerare il rischio di subire una frattura osteoporotica nel corso della vita.

L'approccio alla diagnosi solitamente prevede inizialmente un esame clinico che consente al medico di distinguere tra la sintomatologia dolorosa ossea e quella articolare e quindi di orientare la diagnosi in modo corretto.

Le tecnologie per la diagnosi dell'osteoporosi

- *Esami di laboratorio.*

I risultati dei primi esami permettono al medico di distinguere tra osteoporosi primaria, dove le analisi sono nella norma, e osteoporosi secondaria, più rara, in cui il deterioramento del tessuto osseo è causato da un'altra malattia o da particolari condizioni, ad esempio immobilizzazione a letto o permanenza in condizioni di assenza di gravità come nei voli spaziali.

- *Assorbimetria a raggi X a doppia energia – MOC-DEXA o DXA.*

Consente la misura della densità ossea ed è allo stato attuale la metodica di riferimento per la diagnosi dell'osteoporosi. Come già citato, è inadatta a prevedere le fratture nel 40-50% dei casi, dato che queste avvengono in soggetti che non hanno riduzioni importanti nella densità ossea. In generale l'esame densitometrico non può essere ripetuto prima di 18-24 mesi. Questo esame è in grado di misurare la "quantità" di minerale depositato nelle ossa ma non fornisce alcuna indicazione sulla "qualità" della microstruttura trabecolare.

I risultati dell'esame densitometrico sono espressi in T-score, un numero che indica la quantità di osso posseduta rispetto alla media per le giovani donne caucasiche che si trovano al picco della massa ossea. Un punteggio superiore a -1 è considerato normale. Un punteggio compreso tra -1 e -2,5 è classificato come osteopenia (ridotta massa ossea). L'osteoporosi corrisponde a un punteggio inferiore a -2,5. Ma la maggior parte delle fratture da fragilità colpisce soggetti che non rientrano in questa definizione.

- *Assorbimetria radiografica – RA.*

È una modalità alternativa, poco diffusa, di densitometria, con limitazioni analoghe per quanto riguarda l'accuratezza diagnostica. La RA è stata sviluppata alla fine degli anni '80 come modello semplice per determinare la densità con i raggi X. La procedura viene eseguita sulla mano non dominante utilizzando un normale apparecchio radiografico ed è assistita da computer. Le immagini vengono digitalizzate e la densità ossea viene ricavata dal confronto con il riferimento in alluminio. Anche questo esame si concentra sulla "quantità" di minerale, piuttosto che sulla "qualità" della struttura ossea.

- *Tomografia computerizzata quantitativa – QCT.*

La QCT è stata sviluppata alla fine del 1970 come adattamento della tomografia computerizzata. Essa utilizza i raggi X per eseguire una vera e propria misurazione volumetrica della densità minerale ossea e consente l'analisi separata della componente corticale e trabecolare. Tale caratteristica permette che il risultato sia meno influenzato dai cambiamenti causati da malattie degenerative. Può fornire degli indici dell'architettura ossea che però non sono in grado di stimarne la resistenza. La QCT è l'analisi più costosa, richiede un maggior tempo ed espone i pazienti ad un marcato aumento delle radiazioni.

- *Ultrasonografia quantitativa – QUS.*

La QUS utilizza onde sonore per valutare alcune caratteristiche come la velocità del suono e il pattern di assorbimento delle diverse lunghezze d'onda, parametri che possono essere comunque utilizzati per valutare la densità minerale ossea, ma solo in siti periferici. Questo può rappresentare un problema in quanto questi sono generalmente siti a bassa densità ossea.

- *Risonanza magnetica per immagini – MRI.*

La MRI non fornisce informazioni dirette sulla densità ossea, ma consente la ricostruzione nello spazio 3D dell'architettura del tessuto osseo trabecolare. Allo stato attuale, le applicazioni della MRI nello studio dell'osteoporosi restano limitate alla ricerca a causa degli alti costi e della complessità della procedura.

La densitometria, cioè la misura della densità ossea, chiamata anche MOC-DEXA o MOC, è attualmente la metodica di riferimento, o il gold-standard.

I criteri più utilizzati per la diagnosi dell'osteoporosi

- *Presenza di una frattura di origine inspiegata, non traumatica.*
- *In base al risultato dell'esame MOC-DEXA, espresso in numero di T-score, un valore matematico-statistico che indica il numero di deviazioni standard al di sotto della media della densità minerale ossea per giovani donne di razza caucasica.*

Qualità dell'osso e diagnosi dell'osteoporosi

Un basso valore di densità minerale ossea viene ritenuto indice di un aumento del rischio di frattura *ma* in un materiale così complesso come l'osso trabecolare, abbiamo visto che il calo di densità *non è l'unica causa di frattura*.

Infatti, il tessuto osseo è estremamente complesso e le sue caratteristiche di forma e di funzione dipendono dalle continue modificazioni, fisiologiche o patologiche, che avvengono nel corso della vita. In particolare, le proprietà meccaniche, e quindi la resistenza, sono strettamente influenzate non solo dalla composizione e quindi dalla mineralizzazione e dalla densità del tessuto trabecolare, ma anche, ed in modo notevole, dalla micro-architettura delle trabecole stesse, cioè dalla disposizione nello spazio della struttura interna dell'osso.

Il BESTest® applica virtualmente i carichi sulla struttura ossea del paziente, utilizzando quelle simulazioni che nella pratica ingegneristica vengono utilizzate per verificare la resistenza dei pezzi meccanici, ed in questo modo riesce a misurare la qualità dell'osso del paziente senza dover ricorrere ad una biopsia.

Il BESTest® è una nuova tecnica che a costi molto bassi consente di valutare la capacità di carico della struttura trabecolare, fornendo un risultato che integra, senza sovrapporvisi, l'esame densitometrico.

Capitolo 4: Il BESTest®

- I vantaggi di un apparecchio radiologico palmare

- L'innovazione BESTest®

- Il parere di un medico

Il BESTest® è un test che si basa sulla simulazione dell'applicazione di forze su quella che può essere considerata una biopsia virtuale dell'architettura ossea del paziente, ottenuta da immagini radiografiche.

Si tratta quindi di un approccio assolutamente innovativo ed unico al mondo, completamente diverso da quello della densitometria.

Per queste sue caratteristiche, il BESTest® è in grado di identificare anche i soggetti a rischio che sfuggono alla diagnosi densitometrica, come dimostrato anche negli studi finora condotti, e si propone quindi a complemento degli strumenti in uso per una migliore gestione anche farmacologica del paziente, a costi estremamente contenuti.

Il BESTest® è stato messo a punto in 15 anni e nell'ambito dell'attività di ricerca universitaria.

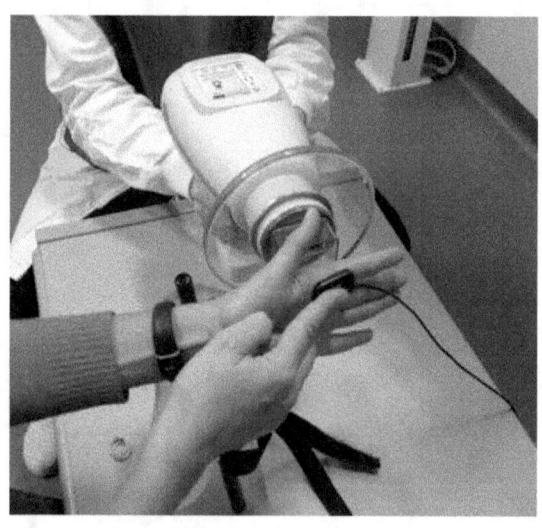

Partendo dai modelli utilizzati per simulare il comportamento delle strutture ingegneristiche, è stato sviluppato e definito un processo di analisi che di fatto permette in pochi secondi di determinare la qualità strutturale dell'osso, cioè la sua capacità di reggere i carichi fino alla soglia di frattura, mediante simulazioni al computer del comportamento dell'architettura trabecolare visibile in una semplice radiografia.

Il test elabora le radiografie planari acquisite in corrispondenza delle nocche di indice, medio ed anulare della mano non dominante, ottenute mediante un apparecchio radiologico portatile, disponibile ad un costo relativamente contenuto per il medico ed eventualmente condivisibile tra più studi.

Grazie al BESTest®, le alterazioni della struttura ossea, p. es. dovute all'osteoporosi, possono essere rilevate e quantificate, completando il quadro clinico derivato dalla densitometria con un esame di basso costo che misura la qualità della struttura ossea.

Inoltre, diviene possibile incrementare la frequenza dell'indagine senza pericolo per il paziente, data la modesta dose di radiazioni ionizzanti.

I primi studi sul BESTest® sono stati eseguiti utilizzando un mammografo. Nonostante l'impegno profuso per anni, questo approccio era limitato da diverse criticità, che di fatto hanno bloccato lo sviluppo commerciale del BESTest®, circoscrivendo i primi studi a un numero limitato di soggetti.

Da luglio 2015 è disponibile sul mercato italiano un apparecchio di radiologia portatile "palmare" in grado di fornire immagini di ottima qualità.

I vantaggi di un apparecchio radiologico palmare

- *Costo contenuto.*
- *Facilità e rapidità d'uso.*
- *Peso estremamente contenuto.*
- *Non richiede ambienti particolari.*
- *Apparecchio già certificato.*
- *Condivisibile fra più operatori.*

Si tratta quindi di un approccio assolutamente innovativo ed unico al mondo, completamente diverso da quello della densitometria.

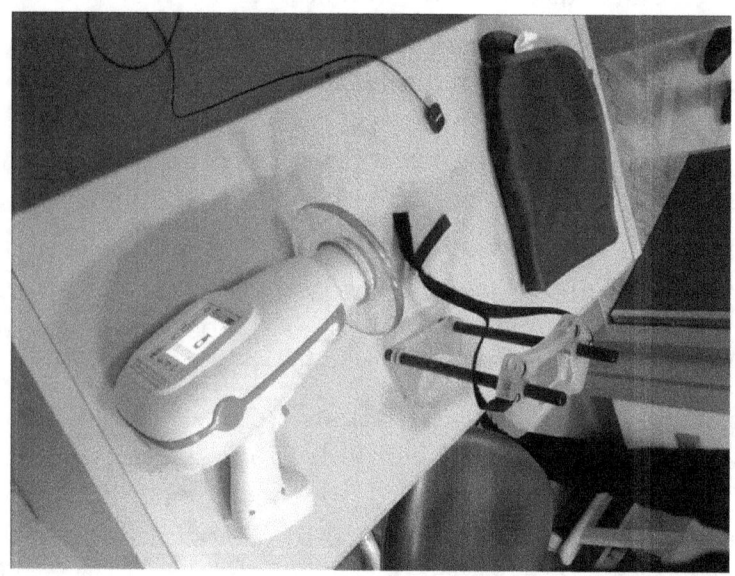

L'innovazione BESTest®

- *Viene determinata la qualità della struttura ossea e della disposizione trabecolare (qualità dell'osso)*

permettendo di prevedere la risposta alle sollecitazioni.

- *La diagnosi è molto più accurata, poichè integrando MOC DEXA e BESTest®, si riesce ad avere un quadro più realistico delle condizioni del paziente.*

- *La tecnica è in grado di migliorare l'identificazione del rischio effettivo di frattura osteoporotica in quanto, oltre ad essere in grado di discriminare i soggetti sani da quelli a rischio, identifica anche le persone osteopeniche con precedenti fratture osteoporotiche (questo rischio di frattura interessa il 50% della popolazione), che con l'esame di routine (MOC) non vengono diagnosticate.*

- *Le analisi e quindi i cambiamenti dell'osso possono essere valutati anche dopo 4-6 mesi con il BESTest® e ciò permette al medico di valutare la risposta ad una qualsiasi strategia terapeutica e decidere, in corso d'opera ed in tempi brevi, quali aggiustamenti fare (personalizzazione trattamento).*

- *La possibilità di ripetere l'esame in tempi brevi motiva fortemente il paziente a seguire fedelmente e non abbandonare la terapia (la densitometria invece non dovrebbe essere ripetuta prima dei 18-24 mesi, salvo indicazione del medico).*

- *L'analisi risulta rapida e comoda con soddisfazione sia del paziente sia del medico.*

Per queste sue caratteristiche, il BESTest® è in grado di identificare anche i soggetti a rischio che sfuggono alla diagnosi densitometrica, come dimostrato anche negli studi finora condotti, e si propone quindi a complemento degli strumenti in uso per una migliore gestione anche farmacologica del paziente, a costi estremamente contenuti.

L'interpretazione del risultato dell'analisi della struttura ossea può basarsi su una interpretazione statistica analoga a quella del risultato della densitometria e quindi sul calcolo del T-score e quindi sul confronto tra il risultato della qualità ossea del paziente e quello medio di giovani donne caucasiche (20-45 anni) e /o sul calcolo dello Z-score e quindi sul confronto tra il risultato della qualità ossea del paziente e quello medio di soggetti di pari età e sesso, in entrambi i casi espressi in numero di deviazioni standard.

Ai fini della valutazione clinica della qualità dell'osso, il medico può seguire delle linee guida analoghe a quelle usualmente impiegate per la densità.

Le linee guida per valutare la qualità dell'osso.

- *T-score uguale a 0, indica che il soggetto ha una qualità ossea pari quella media della popolazione delle giovani donne caucasiche.*
- *T-score maggiore o uguale a -1, indica una qualità ossea normale.*
- *T-score compreso tra – 2,5 (compreso) e -1 indica una prima riduzione di qualità dell'osso, che deve essere valutata da uno specialista, il quale può eventualmente suggerire nuovi test e/o trattamenti (deficit di primo livello).*
- *T-score < -2,5, indica una riduzione importante della qualità ossea e la necessità di una valutazione medica appropriata (deficit di secondo livello).*

Una volta intrapreso un trattamento, il medico può valutarne l'efficacia sottoponendo il paziente a valutazioni periodiche, anche ravvicinate, del BESTest®, che può essere ripetuto anche a distanza di pochi mesi.

L'utilità del BESTest® come esame da affiancare alla densitometria (MOC-DEXA) risulta evidente nel grafico, che si riferisce 65 volontarie con un'età compresa tra i 40 e gli 85 anni. I risultati sono indipendenti.

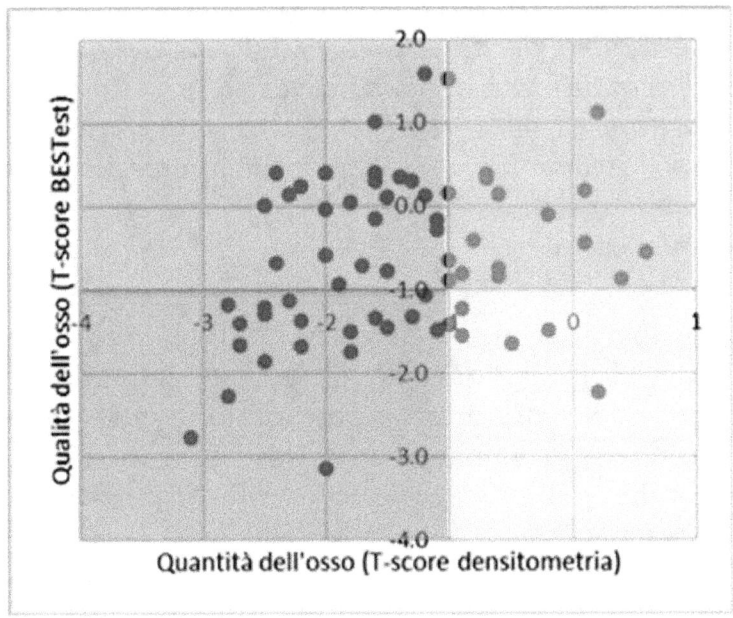

Quantità dell'osso (T-score densitometria)

In corrispondenza al quadrante in cui cade il risultato, il medico curante può riconoscere 4 situazioni diverse per la valutazione del paziente.

I quadrati della diagnosi dell'osteoporosi.

- *Densità e qualità ossea elevate, rappresentativo di un buon valore sia del contenuto minerale sia della resistenza della struttura ossea, quadrante in alto a destra.*
- *Densità elevata e bassa qualità ossea, rappresentativo di un buon valore del contenuto minerale ma di una bassa resistenza della struttura ossea, quadrante in alto a sinistra.*
- *Densità bassa ed elevata qualità ossea, rappresentativo di un basso valore di contenuto minerale ma di una buona resistenza della struttura ossea, quadrante in basso a destra.*
- *Densità e qualità ossea basse, rappresentativo di un basso valore sia di contenuto minerale che di resistenza della struttura ossea, quadrante in basso a sinistra.*

Questo tipo di grafico è di grande utilità clinica, infatti permette di individuare la situazione del paziente a seconda del quadrante occupato, cui possono corrispondere prognosi ed interventi terapeutici diversi a seconda della situazione e del tipo di deficit riscontrato.

Il parere di un medico: il Dott. Edoardo Rubattu

Il mio mestiere è fare il Medico...sono un Medico Nucleare...ma nella pratica mi occupo di osteoporosi.

Ho iniziato ad interessarmi a questa problematica durante il corso di specializzazione. Nel mio istituto si faceva, e si fa tuttora, l'esame MOC DEXA. L'osteoporosi è sempre stata considerata una patologia secondaria, una specie di fastidiosa sfortuna legata all'invecchiamento o alla genetica, quindi a qualcosa di non modificabile.

Da subito mi ha incuriosito il fatto che l'osteoporosi fosse una problematica che, nonostante avesse implicazioni in diversi ambiti della medicina (ginecologia, endocrinologia, geriatria, reumatologia, ortopedia,...), non avesse un vero e proprio specialista di riferimento sull'argomento e, proprio per questa scarsa considerazione, è stata lasciata la sua gestione in mano ai medici di medicina generale, i quali, si limitano a trattare il problema con terapie standard, ormai consolidate da 40 anni di esperienza. Eppure l'osteoporosi, con le sue conseguenze, ha dei costi notevolmente alti, molti di più, giusto per fare un esempio, delle patologie cardiovascolari.

Da qui l'idea di "specializzarmi" in questa problematica e dare un servizio che potesse essere il più completo possibile, andando a studiare a fondo il problema, cercando un modo per poter prevenire, quando possibile, oltre che fare una corretta diagnosi e cercando di impostare una terapia più adatta al caso specifico in esame. Lo studio di tutto ciò che riguarda direttamente o indirettamente l'osteoporosi mi ha aperto nuove prospettive, nuovi modi di osservare il paziente e nuovi approcci terapeutici. Ogni giorno ricercatori di tutto il mondo scoprono cose nuove ed affascinanti sia in ambito fisiologico, terapeutico e diagnostico.

La mia fortuna è stata di conoscere la Professoressa Cosmi, docente presso il Dipartimento di Ingegneria e Architettura dell'Università di Trieste, la quale ha ideato un nuovo modo per poter analizzare la struttura trabecolare dell'osso, il BESTest®.

Per me è stata una rivoluzione sotto diversi aspetti: la diagnosi è molto più accurata, poiché integrando MOC DEXA e BESTest®, riesco ad avere un quadro più realistico delle condizioni del paziente, trovandomi di fronte a differenti quadri di possibili alterazioni ossee quantitative e qualitative. Un ulteriore vantaggio sta nel fatto che l'osso trabecolare è la parte che risponde più velocemente ai cambiamenti del metabolismo osseo, sia in negativo (uso di determinati farmaci o specifiche patologie) che in positivo (risposta terapeutica specifica o dello stile di vita). Cambiamenti che possono essere valutati anche dopo 4-6 mesi con il BESTest®. Dal punto di vista pratico mi consente di valutare la risposta ad una qualsiasi strategia terapeutica e decidere, in corso d'opera ed in tempi brevi, quali aggiustamenti fare: cambiare terapia, correggere dosaggi, fare integrazioni...Questo mi permette di personalizzare realmente il trattamento. Tale concetto è molto apprezzato dai pazienti, che stanno rispondendo in gran numero e con entusiasmo anche a tutti i consigli terapeutici che sto dando. Il gradimento è legato anche al fatto che non si sentono più trascurati ed abbandonati a loro stessi come accadeva in precedenza, in cui la MOC DEXA veniva ripetuta a distanza di 18-24 mesi, un tempo dove la maggior parte delle pazienti interrompe la terapia per diversi motivi. Ora la clearance dei pazienti per i trattamenti proposti è aumentata, con mia grande soddisfazione e con una miglior efficacia per i pazienti stessi.

Dott. Edoardo L. Rubattu (Olbia –Sassari)

Capitolo 5: Osteoporosi e terapie

- Classificazione dell'osteoporosi

- Gli integratori di calcio

- La vitamina D e i suoi derivati

- I modulatori selettivi dei recettori per gli estrogeni

- I bifosfonati

- Le altre terapie disponibili

L'osso è da sempre visto come un elemento duro e resistente del corpo umano, ma in realtà non è un tessuto statico, ma anzi si modifica continuamente e continuamente si ripara.

Pensate che ben ogni 10 anni lo scheletro viene completamente rinnovato.

Questo processo è denominato "rimodellamento osseo". Vari ormoni influenzano la formazione, l'accrescimento e il rimodellamento dell'osso, attraverso la stimolazione degli osteoblasti e degli osteoclasti, le cellule specializzate che troviamo appunto nell'osso.

Ogni processo che causa uno spostamento di questo equilibrio può dare origine all'osteoporosi.

Classificazione dell'osteoporosi

A seconda della causa scatenante questa malattia, possiamo dire che esistono diversi tipi di osteoporosi.

Vediamoli insieme:

1. *Primaria.*
   - *Postmenopausale, che si verifica tra i 51 e i 75 anni ed è dovuta a una diminuzione dell'attività ormonale.*
   - *Senile, che è associata ai normali processi d'invecchiamento.*

2. *Secondaria: chiamata così perché si presenta come conseguenza di condizioni patologiche come malattie endocrine (ipertiroidismo, diabete mellito,..), malattie renali ed epatiche, sindromi di malassorbimento intestinale, malnutrizione e deficienze vitaminiche.*

Può anche essere un effetto collaterale della somministrazione cronica di alcuni farmaci o conseguenza dell'abuso di alcool etilico e del fumo di sigaretta.

Visto che la produzione inadeguata di ormoni sessuali rappresenta la causa maggiore di osteoporosi, sia maschile che femminile, si può facilmente capire l'importanza della prevenzione soprattutto per le donne in età menopausale in quanto è proprio in questa fase che si ha un'accelerazione della perdita dell'osso.

Gli obiettivi del trattamento dell'osteoporosi sono quelli di prevenire il rischio di fratture, di diminuire il dolore quando presente e di mantenere una buona motilità.

Esistono diverse terapie utili nella prevenzione e nella diminuzione della continua perdita ossea. Il vostro medico, conoscendo la vostra storia e le vostre analisi, sarà in grado di identificare la terapia migliore per voi e per la vostra situazione.

In generale, il rischio di fratture è ridotto da provvedimenti non farmacologici ma che riguardano per lo più lo stile di vita. Viene consigliato di mantenere un adeguato peso corporeo, di camminare e di svolgere esercizi di carico, di diminuire l'assunzione di caffeina, alcol e di smettere di fumare.

Mantenere uno stile di vita sano è la prima misura per diminuire il rischio di osteoporosi e in generale per ottenere un invecchiamento di qualità.

Va sempre tenuto presente che un normale rimodellamento osseo richiede necessariamente la giusta quantità di calcio. I farmaci possono agire in modo ottimale solo se il paziente assume regolarmente la dose di calcio raccomandata per la sua età. Chi non può assumere sufficiente calcio con la dieta può utilizzare uno dei molti "integratori di calcio" (vedi sotto), che in molti casi contengono anche piccole dosi di vitamina D.

E' importante ricordare che tutti i farmaci contro l'osteoporosi devono essere usati solo su prescrizione medica: il "fai da te" è vivamente sconsigliato!

Vediamo insieme quali sono i principali farmaci usati nell'osteoporosi.

Gli integratori di calcio

Anche se non si tratta di una classe di farmaci vera e propria, è bene accennare agli integratori a base di calcio, con o senza vitamina D, che per molte persone, soprattutto anziane, costituiscono un obbligatorio complemento della terapia farmacologica.

Alcuni integratori possono essere trovati al banco senza obbligo di prescrizione medica mentre altri richiedono la ricetta medica. Vengono usati quando la dieta quotidiana non può fornire il calcio necessario, per motivi che possono variare da alterazioni della dieta o da mal assorbimento.

Sono "integratori", cioè sostanze aggiuntive, usate per completare l'alimentazione quotidiana e come tutti gli integratori devono essere presi solo in caso di mancanza di calcio (in questo caso). Troppo poco calcio non va bene, ma anche troppo calcio può essere dannoso.

In commercio esistono anche integratori di calcio contenenti vitamina D quindi, chi già ne fa uso su prescrizione medica, per evitare sovradosaggi, dovrebbe stare attento a scegliere integratori di calcio privi di vitamina D. Anche in questo caso il vostro medico saprà indicarvi la soluzione migliore.

Ulteriore attenzione deve essere prestata da quelle persone che usano integratori di sali minerali e vitamine non prescritti dal medico, in quanto rischiano di assumere le stesse sostanze (es. calcio o vitamina D)in dosi eccessive.

La vitamina D e i sui derivati

La vitamina D è necessaria al nostro organismo sia per assicurare un buon assorbimento di calcio nell'intestino, sia per la corretta mineralizzazione dell'osso.

La vitamina D e i suoi analoghi regolano la trascrizione genica attraverso il recettore della vitamina D, stimolando l'assorbimento intestinale di calcio, il riassorbimento osseo, il riassorbimento di calcio e di fosfati, diminuiscono il paratormone, promuovono l'immunità innata e innescano l'immunità adattabile.

Il supplemento di calcio è spesso associato a somministrazione di vitamina D e analoghi per controbilanciare il ridotto trasporto intestinale dello ione stesso.

Come già detto in precedenza, la terapia farmacologica viene usata in un secondo momento per minimizzare l'ulteriore o la progressiva perdita ossea.

I modulatori selettivi dei recettori per gli estrogeni

La terapia sostitutiva con estrogeni costituisce un approccio usato per la prevenzione dell'osteoporosi, anche se è noto il possibile rischio di cancro mammario da impiego continuativo di estrogeni.

Recentemente sono stati sviluppati diversi farmaci "estrogeno-simili" denominati "modulatori selettivi del recettore estrogenico" (SERM; MSRE) che diminuirebbero il rischio di cancro mammario ed uterino da estrogeni senza alterare gli effetti positivi presenti a livello osseo. Il *Raloxifene* è stato il primo composto ad essere approvato per la prevenzione dell'osteoporosi. Interagisce selettivamente con i recettori per gli estrogeni inibendo il riassorbimento osseo ed è associato a rischio ridotto di cancro mammario e uterino. Tale farmaco ha dimostrato efficacia nel ridurre le fratture vertebrali ma non quelle dell'anca (a differenza dei bifosfonati). Non previene le caldane e può portare a rischio di tromboflebiti (infiammazioni delle vene superficiali con conseguente trombosi).

Gli ormoni

Il farmaco più recentemente approvato per l'osteoporosi è il *Teriparatide* che, diversamente da altri farmaci approvati, stimola la formazione dell'osso di struttura normale con riduzione dell'incidenza di fratture. A causa dei suoi possibili effetti collaterali è un farmaco da usare con cautela, solo da parte di specialisti esperti, con regolari controlli del metabolismo osseo. L'impiego del Teriparatide associato ai bifosfonati non si è rilevato più efficace rispetto all'uso del solo bifosfonato. Va somministrato per iniezione sottocutanea e in ogni caso deve essere assicurato un apporto adeguato di calcio e di vitamina D.

Anche la *Calcitonina* fino agli anni '80 è stata usata per il trattamento dell'osteoporosi in post-menoapusa. Nella letteratura scientifica, ha dimostrato efficacia nell'aumentare la massa ossea sopprimendo il riassorbimento osseo e nel ridurre le fratture (solo a livello vertebrale). Non sembra attiva come i bifosfonati o il Teriparatide ed è usata principalmente per l'ipercalcemia.

I bifosfonati

Sono stati sviluppati approcci terapeutici non ormonali con verificata capacità di diminuire il rischio di frattura. La classe dei bifosfonati, che comprende l'*Alendronato* e il *Risedronato,* risulta aumentare in modo decisivo la densità ossea e ridurre le fratture per 5 anni quando questi farmaci sono usati in maniera continuativa. Il trattamento con bifosfonati per un periodo superiore ai 5 anni è stato però associato ad una incidenza significativamente più elevata di fratture femorali.

Come già ripetuto più volte, solo il medico è in grado di decidere in quali pazienti il vantaggio terapeutico dei bifosfonati può controbilanciare il rischio di una frattura.

In ogni caso deve sempre rimanere necessaria l'integrazione di calcio e vitamina D.

L'assorbimento dei bifosfonati viene ridotto dall'assunzione di cibi e per questo motivo questi farmaci devono essere somministrati a stomaco vuoto.

Circa metà del farmaco si accumula nel tessuto osseo, l'altra metà invece viene escreta nelle urine in forma immodificata.

Per tale motivo alterazioni della funzionalità renale, esofagea o malattie ulcero-peptica rappresentano le controindicazioni maggiori per l'uso di questa classe di farmaci. La tossicità è data dall'irritazione esofagea (per l'Alendronato può essere minimizzata assumendolo con un bicchiere pieno d'acqua e restando in posizione ortostatica per 30 minuti) e dall'osteonecrosi mascellare che anche se risulta rara in soggetti trattati con dosaggi abituali, è stata riscontrata in caso di alte dosi di Zolendronato per le metastasi ossee che costituiscono il principale uso terapeutico per questa classe di farmaci.

Le altre terapie disponibili

In Europa per diversi anni è stato anche usato lo *Stronzio ranelato* che, dopo una fase di revisione presso l'Agenzia Europea dei Medicinali (EMA), nel febbraio 2014, è tornato ad essere prescrivibile come farmaco per il trattamento dell'osteoporosi severa nelle donne in postmenopausa e negli uomini adulti, ad alto rischio di frattura, per i quali il trattamento con altri farmaci anti-osteoporosi non è possibile.

Lo stronzio è un elemento che ha caratteristiche chimiche simili al calcio: viene assorbito dall'intestino in modo simile al calcio e in parte va a depositarsi sull'osso. Non è da considerarsi un integratore ma un vero farmaco in quanto agisce bloccando la fase di distruzione dell'osso e in parte stimola la fase di formazione, riequilibrando il rimodellamento osseo.

Il Ranelato di stronzio si prende per bocca una volta al giorno lontano dai pasti.

Altro farmaco innovativo è il *Denosumab*, anticorpo anti-RANKL, inibente l'attività di stimolo sugli osteoclasti con conseguente riduzione del ricambio e del riassorbimento osseo. Denosumab è il primo rappresentante di una nuova classe di farmaci dotati di attività anti-osteoclastica. E' stato registrato tramite procedura centralizzata europea nel trattamento dell'osteoporosi in donne in post-menopausa e della perdita ossea associata a terapia di deprivazione androgenica in uomini con cancro prostatico.

In Italia è prescrivibile in "classe A" solo sulla base di un "piano terapeutico" preparato da un centro specialistico ospedaliero o da un medico specialista. Al momento, tale piano terapeutico è previsto solo per le donne. Dopo somministrazione sottocutanea, le concentrazioni plasmatiche di Denosumab raggiungono il massimo in 10 giorni e rimangono sufficientemente elevate da inibire il riassorbimento osseo per almeno 6 mesi. Dopo 9 mesi dall'ultima iniezione, i marcatori del turnover osseo raggiungono i livelli pre-trattamento.

In conclusione, visto che nuovamente in età menopausale si ha un'accelerazione della perdita dell'osso, è molto importante la prevenzione. Il consiglio migliore per contenere in limiti accettabili il fisiologico processo di perdita della massa ossea dell'età senile è quello, in primo luogo, di condurre una vita sana dal punto di vista dell'alimentazione, evitare il fumo, l'alcool e praticare un'attività fisica adeguata all'età ma costante.

> **ATTENZIONE!**
> **Le informazioni presenti in questo libro non**
> **possono sostituire in nessun modo il parere e**
> **le spiegazioni del medico.**

Capitolo 6: Osteoporosi e stile di vita

- I consigli per un invecchiamento di qualità

- Attività fisica e osteoporosi

- Esercizi consigliati per la prevenzione di osteoporosi

- Osteoporosi e alimentazione

- Le funzioni principali degli alimenti

- I consigli per la prevenzione

- Alcuni facili accorgimenti

- Il ruolo dell'acqua

- Come migliorare l'assorbimento di calcio

Come già accennato in precedenza, il miglior metodo di prevenzione dell'osteoporosi e in generale di tutte le malattie, è quello di mantenere uno stile di vita il più sano possibile in modo da andare incontro a un invecchiamento di qualità.

Prima di tutto bisognerebbe limitare il fumo, nemico dell'osso, e svolgere una corretta attività fisica camminando almeno 20-40 minuti al giorno o facendo esercizi posturali a terra che hanno un ruolo fondamentale nella prevenzione dell'invecchiamento dell'apparato scheletrico.

Sappiamo ormai che, nell'osteoporosi, la parte di popolazione più colpita sono le donne in post-menopausa in quanto in questa fase l'attività svolta dagli estrogeni diminuisce fino a diventare assente.

Ciò comporta un aumento dei grassi nel sangue e una riduzione della quantità di calcio che si fissa nelle ossa, inferiore a quella che si perde, portando a un maggior rischio di osteoporosi. Ecco il motivo per cui la prevenzione primaria dell'osteoporosi dovrebbe essere presa in considerazione fin dall'infanzia con stili di vita ed alimentari corretti. Un'ulteriore attenzione deve essere rivolta a tutte quelle persone che presentano particolari condizioni patologiche e/o che sono in terapia farmacologica.

Uno stile di vita corretto è essenziale per mantenere il corpo in salute generale!

I consigli per un invecchiamento di qualità

- *Non fumare in quanto viene aumentato il rischio di malattie cardiovascolari, di tumori, di osteoporosi e si anticipa la menopausa raddoppiando il rischio di fratture.*
- *Mantenere una attività fisica regolare o aumentarla.*
- *Adottare un'alimentazione corretta che favorisca il mantenimento del peso e la salute dell'osso.*

Attività fisica e osteoporosi

Per quanto riguarda l'esercizio fisico, sappiamo che questo non solo migliora la massa muscolare ma, nei giovani, fa aumentare la densità ossea e stimola il rimodellamento osseo, mentre negli adulti ne riduce la perdita, elementi essenziale in caso di osteoporosi.

Vediamo insieme qual è l'attività fisica migliore da svolgere in caso di osteoporosi.

Come ormai sappiamo, il rimodellamento osseo è stimolato dalla forza di gravità, quindi dal peso del corpo. Le sollecitazioni meccaniche che derivano dal movimento sono importantissime per i processi di rimodellamento osseo che come abbiamo visto continuano lungo tutta la vita.

Esercizi consigliati prevenire l'osteoporosi

- *Esercizi aerobici come ballare.*
- *Salire le scale a piedi.*
- *Camminare con una velocità sostenuta.*

Queste sono tutte attività utili per il rafforzamento dell'osso. Sono esercizi facili da svolgere e che possono essere iniziati in maniera graduale, con regolarità e moderazione. Sarebbe opportuno svolgere almeno tre sedute settimanali, inizialmente di pochi minuti per arrivare col tempo almeno a 40 minuti a sessione. Inoltre fare attività fisica all'aperto garantisce anche una buona esposizione alla luce solare e in questo modo saremo in grado di indurre la nostra pelle a sintetizzare la vitamina D.

Gli esercizi non particolarmente indicati per l'osteoporosi sono l' andare in bici e il nuotare in quanto manca lo stimolo della forza di gravità e quindi non sono utili per la massa minerale.

Naturalmente, l'attività fisica da sola non basta se l'alimentazione è carente.

Osteoporosi e alimentazione

Mantenere il corpo in buona salute ha la sua base in una corretta alimentazione.

"*Siamo quello che mangiamo*" diceva Ludwig Feuerbach, filosofo tedesco del 1800.

I principi nutritivi alla base di una sana alimentazione sono costituiti dal corretto apporto di acqua, carboidrati (zuccheri e amidi), proteine, grassi (detti anche lipidi), vitamine e sali minerali. Tutti gli alimenti contengono un insieme variabile di questi diversi componenti, e il nostro corpo ha bisogno ogni giorno della giusta quantità di ciascuno di essi.

Le funzioni principali degli alimenti.

- *Dare energia: gli alimenti vengono per così dire "bruciati" dal nostro organismo, liberando l'energia che verrà usata per mantenerci in vita, per far circolare il sangue, respirare, muoversi, ecc.*

- *Formare la struttura: il corpo è in continua evoluzione, alcune parti consumate vengono eliminate e sono sostituite da nuove in un processo continuo, ma per far ciò abbiamo bisogno di assumere con i cibi la giusta quantità di sostanze "strutturali".*

Bisogna immaginarsi il corpo umano come una macchina in grado di fabbricare le molte cose di cui ha necessità ma anche bisognoso di quei "mattoncini" che non può sintetizzare e che quindi devono essere assunti dall'esterno.

Per quanto riguarda l'alimentazione in caso di osteoporosi, possiamo dire che impostare una dieta corretta può essere un contributo essenziale nella prevenzione e nella cura di questa malattia.

I consigli per la prevenzione

- *Assumere buone dosi di calcio e vitamina D.*
- *Ridurre il consumo di bevande alcoliche, sale ed altri alimenti che possono rallentare l'assorbimento del calcio, come ad esempio il caffè.*

Per quanto riguarda l'osteoporosi, è noto ormai che gli alimenti ricchi di calcio e vitamina D sono fondamentali per prevenire e combattere questa malattia. Anche se non sembrerebbe, la nostra dieta è spesso povera di calcio: in media un adulto ne assume 700-800 mg al giorno, quando il fabbisogno è di circa 800-1.000 mg. Nelle donne in età post-menopausale, sopra i 50 anni, viene consigliato un apporto di calcio da 1200 a 1500 mg in assenza di terapia sostitutiva con estrogeni. Secondo quanto raccomandano gli esperti, per favorire il raggiungimento dei livelli consigliati sulla tavola dovremmo imparare a includere e a privilegiare gli alimenti riportati nella tabella qui sotto.

Alimento	Calcio (mg per 100 g)
Formaggi a lunga stagionatura (grana, emmenthal)	900-1100
Formaggi a media stagionatura (taleggio, fontina, provolone)	600-900
Formaggi freschi (ricotta, mozzarella, robiola)	400-600
Pesce azzurro	350
Rucola	300
Mandorle, noci, nocciole	250-300
Cavoli, rape, verze	250
Broccoli, fagioli	100-1250
Gamberetti	120
Latte e yogurt magri	100-120
Latte e yogurt interi	80-100
Spinaci	80-100

Il calcio però da solo non basta, infatti per far sì che la dieta ne abbia una quantità adeguata occorre utilizzare qualche importante attenzione.

Alcuni facili accorgimenti

- *In primo luogo bisognerebbe cercare di variare il più possibile gli alimenti: cercare di consumare almeno 2-3 volte a settimana pesce fresco o surgelato; non più di 1-2 volte a settimana affettati in quali bresaola, prosciutto e derivati, a cui va tolto il grasso visibile, evitando gli insaccati; 2-3 volte a settimana le uova; carni bianche; almeno 2 porzioni di legumi alla settimana e 5 porzioni al giorno di verdura (cotta e cruda) e 2 di frutta.*

- *Cercare di scegliere cibi che siano il meno possibile lavorati e contaminati dall'uomo. Preferire i prodotti biologici e a km 0, possibilmente del luogo e sempre di stagione. Da preferire le carni di animali vissuti rispettando la loro natura, sia per le esigenze di movimento e di esposizione solare/ore di sonno, sia per la quantità/qualità del cibo di cui si nutrono.*

- *Occorre poi ridurre il più possibile il consumo di zuccheri semplici, in particolare di bevande gassate dolci e limitare allo stretto indispensabile quello di zucchero, di miele, di marmellate; possono essere assunti sino a 1-2 quadretti di cioccolata extra fondente al giorno.*

- *Infine, quale fonte di grassi preferire l'olio extravergine di oliva o di un unico seme (oliva, mais, soia, girasole, arachide), da usare preferibilmente crudo nella quantità di circa 3 cucchiai al giorno.*

Il ruolo dell'acqua

È importante sottolineare che anche l'acqua contribuisce in maniera non trascurabile alla copertura del fabbisogno quotidiano di calcio. Per ottenere il miglior risultato bisognerebbe privilegiare le acque con contenuto di calcio superiore ai 300 mg/lt, evitare il vino o assumerlo solo in modeste quantità ai pasti (massimo un bicchiere al giorno) e preferibilmente rosso, evitare aperitivi, alcolici e superalcolici.

Chi per qualsiasi ragione non seguisse una dieta che porta a un adeguato apporto di calcio, può ricorrere agli integratori presenti sul mercato che inoltre sono spesso associati a piccole dosi di vitamina D. In ogni caso prima di assumere qualsiasi integratore e seguire le "diete fai da te", è sempre opportuno e doveroso rivolgersi al proprio medico.

Come migliorare l'assorbimento del calcio

- *Non esagerare con le proteine in quanto un alto consumo di proteine determina maggiori perdite di calcio con le urine.*
- *Non esagerare con gli alimenti integrali o i supplementi ricchi di fibre: un eccesso di fibre alimentari riduce l'assorbimento del calcio.*
- *Ridurre il consumo di sale perché l'eccesso favorisce l'ipertensione e fa aumentare l'eliminazione del calcio con l'urina.*
- *Limitare i cibi molto ricchi di ossalati come gli spinaci (in grande quantità), rabarbaro, rape, legumi, prezzemolo, pomodori, uva, fichi, prugne, mandorle, ma anche cioccolato, caffè e tè contengono molti ossalati che riducono l'assorbimento intestinale del calcio.*

Chi siamo

FRANCESCA COSMI

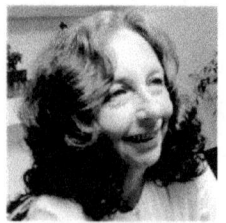 Mi sono laureata in Ingegneria Meccanica con indirizzo Biomeccanica presso il Politecnico di Milano, dove ho poi conseguito il dottorato di ricerca. Attualmente sono professore associato presso l'Università di Trieste. Ho svolto attività di ricerca all'estero presso JPL NASA-CalTech (USA), University of California at Berkeley (USA), MITI Tsukuba (Giappone) e UFRJ (Brasile). I miei studi sono principalmente rivolti al comportamento dei materiali a struttura complessa, di origine biologica e industriale, e mi hanno portato ad essere responsabile di progetti e collaborazioni di ricerca nazionali e internazionali. Sono autore di brevetti USA e Italiani e ho pubblicato oltre 150 memorie. Migliorare l'identificazione dei soggetti a rischio di frattura è un progetto cui sto lavorando da oltre dieci anni, nel corso dei quali ha vinto diversi premi e che mi ha portato a fondare con mia figlia Alessandra Nicolosi una start-up, la M2TEST srl, per poter fornire al pubblico un servizio di analisi della qualità della architettura ossea.

ALESSANDRA NICOLOSI

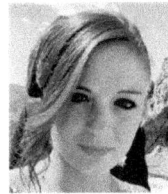 Dopo essermi laureata in Tecniche erboristiche presso l'Università di Trieste, ho proseguito gli studi conseguendo una seconda laurea in Farmacia. Fin da piccola sono entrata in contatto con il lavoro di mia madre finché non ho avuto la possibilità di capire davvero di cosa si trattasse. Il campo biomedico e l'innovazione scientifica mi hanno sempre appassionato, quindi appena ho avuto la proposta di realizzare una società che mirasse a entrambe le cose, ho subito accettato. Sono infatti amministratrice della start-up M2TEST srl, fondata insieme a mia madre Francesca Cosmi, che ha come obiettivo poter fornire al pubblico un servizio di analisi utile per completare il quadro dell'osteoporosi e del rischio di frattura. Inoltre, curo un profilo Instagram con diverse migliaia di followers e un canale Youtube dedicati alle tematiche della salute e più in particolare all'alimentazione, allo sport e alla ricerca di un equilibrio che porti a un benessere fisico e mentale.

Bibliografia BESTest®

The Application of the Cell Method in a Clinical Assessment of Bone Fracture Risk. Acta of Bioengineering and Biomechanics. 9(2), 35-39, Cosmi F., Dreossi D., 2007.

Numerical and experimental structural analysis of trabecular architectures, Meccanica.42(1), 85-93, Cosmi F., Dreossi D., 2007.

Method to identify the mechanical properties of a material, Patent USA 7,386,154B2, Cosmi F., 2008.

Morphology-based prediction of elastic properties of trabecular bone samples. Acta of Bioengineering and Biomechanics, Wroclaw University of Technology, Wroclaw, PL, ISSN (printed): 1509-409X, 11(1), 3-9, F. Cosmi, 2009.

Structural analysis of rat bone explants kept in vitro in simulated microgravity conditions. Journal of the Mechanical Behavior of Biomedical Materials .2(2), 164-172, Cosmi F et al., 2009.

A structural method for the clinical evaluation of fracture risk in osteoporosis, Fourth International Conference on Mechanics of Biomaterials & Tissues, Waikoloa Beach Marriott Resort, Hawai'i, USA, 11-15.12.2011, Cosmi F et al., 2011.

Morphological indexes and structural parameters in trabecular bone micro-model", Fourth International Conference on Mechanics of Biomaterials & Tissues, Waikoloa Beach Marriott Resort, Hawai'i, USA, 11-15.12.2011, Cosmi F., 2011.

Quantitative structural evaluation of bone tissue explants kept in different experimental conditions. In: Lecture Notes of the ICB Seminars Biomechanics - Biocybernetical and Biomechanical

Aspects of Man-machine Systems, ICB Warsaw, Poland, April, F. Cosmi et al., 2012.

Evaluation of the structural quality of bone in a case of progressive osteoporosis complicating a CRPS syndrome of the upper limb. J. Mech. Behav. Biomed. Mater. 29, 517-528, Cosmi F., Mazzoleni, G., 2014.

Numerical evaluation of trabecular bone alterations: a Cell Method application, MCB Molecular & Cellular Biomechanic, 12(2). 87-105, Cosmi F., 2015.

The Bone Structure Index: a study on bone quality, Fourth International Conference on Mechanics of Biomaterials & Tissues, Waikoloa Beach Marriott Resort, Hawai'i, USA, 06-10.12.2015, Cosmi F., Nicolosi A., Zatta, G., 2015.

A mesoscale study of the degradation of bone structural properties in modeled microgravity conditions. Journal of the Mechanical Behavior of Biomedical Materials, 44, 61-70, F. Cosmi, N. Steimberg, G. Mazzoleni, 2015.

Preliminary design of an x-ray imaging system for the bone structure index evaluation, Materials Today: Proceedings, 3. 947 – 952, Cosmi F, Tomanik M, 2016.

Glossario

OSTEOPOROSI: si intende una condizione in cui lo scheletro è soggetto a perdita di massa ossea e resistenza causata da fattori nutrizionali, metabolici o patologici.

RIMODELLAMENTO OSSEO: è il processo continuo di adattamento strutturale dell'osso alle sollecitazioni provenienti dall'esterno, in modo da avere sempre una struttura adatta alle reali necessità biomeccaniche di quello specifico soggetto.

MINERALOMETRIA OSSEA COMPUTERIZZATA (MOC): è una tecnica diagnostica utilizzata per valutare la mineralizzazione delle ossa.

MINERALISZZAZIONE: processo fisiologico di deposizione di minerali nei tessuti biologici.

ARCHITETTURA TRABECOLARE: organizzazione del tessuto osseo spugnoso.

DIAFISI: la parte delle ossa lunghe situata fra le due estremità.

EPIFISI: l'estremità tondeggiante delle ossa lunghe.

OSSO COMPATTO: si tratta di tessuto osseo duro, solido, compatto, appunto, perché privo di cavità evidenti.

OSSO SPUGNOSO o SPONGIOSO: tessuto osseo che si presenta come una spugna. Al suo interno si notano molti spazi tra le trabecole.

MIDOLLO OSSEO: unico organo deputato alla sintesi degli elementi figurati del sangue, vale a dire dei globuli bianchi (granulociti, linfociti, monociti), di quelli rossi (eritrociti) e delle piastrine (trombociti).

LINEE DI CARICO: direzione delle sollecitazioni interne in una struttura

BIOPSIA VIRTUALE: esame diagnostico che utilizza un'immagine dettagliata del tessuto biologico esaminato

TERAPIA ORMONALE SOSTITUTIVA: qualsiasi tipo di terapia ormonale in cui il paziente, per motivi clinici e in corso di trattamenti medici, riceve ormoni, al fine di colmare un deficit degli stessi oppure di sostituirne alcuni.

ESTROGENI: sono i principali ormoni sessuali femminili.

OSTEOCLASTI: è una cellula molto grande, polinucleata (sincizio) e ricca di lisosomi. Appartiene alla linea dei monociti-macrofagi.

OSTEOBLASTO: elemento cellulare indifferenziato del tessuto osseo, dotato della capacità di produrre i materiali necessari alla organizzazione della sostanza ossea fondamentale; differenziandosi dà origine ad un osteocito.

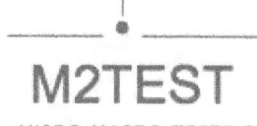

M2TEST

MICRO•MACRO•TESTING

www.ingramcontent.com/pod-product-compliance
Lightning Source LLC
Chambersburg PA
CBHW070323290526
45791CB00003B/1226